AF331879

LES DYSPEPSIES

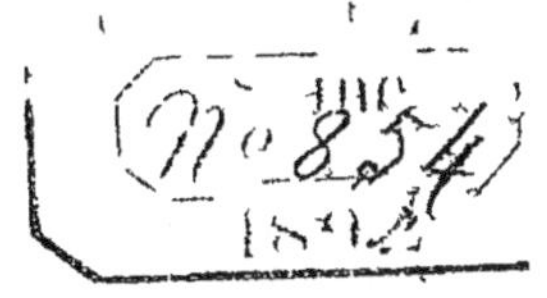

L'étiologie des dyspepsies, si obscure et si difficile autrefois, s'est singulierement eclaircie avec les nombreux travaux de chimie biologique parus depuis quelque temps, et leur traitement si complique s'est egalement simplifie

Pour le plus grand nombre des medecins, notamment en Allemagne, les alterations chimiques du suc gastrique sont les seules causes des diverses varietes de dyspepsie et ceux qui n'admettent pas encore cette opinion d'une façon exclusive n'y ajoutent qu'un second groupe, — celui qui se rapporte aux nevroses gastro-intestinales sans modification chimique, — nevroses que les premiers pretendent être toujours concomitantes d'une alteration des sucs digestifs

Quoi qu'il en soit, le premier groupe est de beaucoup le plus important, et il ne comprend que deux categories

1° *Hypoacidite* du suc gastrique,

2° *Hyperacidite*, due, soit a l'exces d'acide chlorhydrique soit a l'exces des acides organiques ou de fermentation, et principalement des acides lactique ou butyrique

L'*hyperacidite* par exces d'acide chlorhydrique est justiciable de fortes doses de bicarbonate de soude et de la diete lactee, — le lait neutralisant de grandes quantites de HCl

L'*hypoacidite* au contraire reclame un supplement d'acide chlorhydrique

Et il en est de même de l'*hyperacidite* par exces d'acides organiques, attendu que la seule presence de l'acide chlorhydrique en empêche le developpement, beaucoup mieux que tout autre moyen

Quant a la pepsine, indispensable a la transformation des aliments, son apport artificiel n'a pas besoin d'être bien grand, attendu qu'il en existe toujours d'une façon presque suffisante

Un appoint seul est donc necessaire Il y a toutefois avantage a favoriser en même temps la secretion gastrique normale, de façon a n'avoir a y suppleer qu'en partie par un apport supplementaire

Ces trois conditions sont realisees aujourd'hui au plus haut degre par la *chlorhydropeptine*

Ce medicament, en effet, heureuse combinaison des ferments digestifs dans une solution d'acide chlorhydrique et d'ignatia amara, stimule la secretion naturelle du suc gastrique, et supplee en même temps à son insuffisance

Avant que les theories nouvelles du chimisme stomacal eussent acquis droit de cite dans la pratique, on administrait dejà d'une façon empirique, separement ou combines de diverses façons, ces elements de la digestion, et si on n'en a point tire de meilleurs benefices, c'est que ces preparations presentaient des incompatibilites qui les rendaient inefficaces

La chlorhydropeptine, au contraire, conserve toutes les proprietes de ses composants, ce qui assure toujours les resultats a obtenir

Restent les névroses dyspeptiques pures, qui forment le deuxieme groupe admis par quelques medecins Ici encore on a un excellent moyen tres preconise par le professeur G See, c est l'extrait gras de cannabis a la dose de 5 centigrammes, divisee en trois doses par jour, sous forme de potion

Voila donc bien simplifie, comme nous le disions, et regime a part, le traitement des dyspepsies

Mais comment en reconnaitre la forme ? L'analyse chimique du contenu stomacal est certainement le meilleur moyen, mais bien peu a la portee des simples praticiens

Au point de vue clinique qui les interesse davantage, nous pouvons donner certaines indications qui tromperont rarement

Hypoacidité Appetit presque nul, digestion laborieuse et incomplete Alternatives de diarrhee et de constipation

Hyperacidite par fermentation (acides lactique, butyrique, acetique) Appetit diminue, eructations acides, sensations douloureuses du pyrosis, digestions mauvaises.

Hyperacidite par exces d'acide chlorhydrique *Hyperchlorhydrie*, appetit augmente, digestion des aliments azotes excellente, constipation habituelle

Nevroses Appetit tres capricieux, vomissements frequents, digestion douloureuse

C'est dans les deux premiers cas que la chlorhydropeptine fera merveille, et elle pourra encore souvent agir efficacement dans le dernier, qui malgre tout est rarement indemne d'alterations chimiques, puisque dans cent observations avec analyses completes, le professeur Hayem n'a trouve que six cas ou le chimisme etait a peu pres normal.

Ce medicament produira egalement d excellents resultats dans la dyspepsie des chlorotiques, qui se presente toujours sous la forme de l'hypochlorhydrie, et de même dans les convalescences des maladies aigues, où la même hypochlorhydrie joue si souvent le plus grand role

Dr Maury

RECHERCHES SUR LA DIGESTION

M L George, licencié ès sciences naturelles et interne des hôpiaux de Nancy, a fait a la clinique de M le professeur Spillmann des recherches sur la digestion, qui presentent, par leur nouveaute et les consequences therapeutiques qui en decoulent, un interêt de premier ordre

Plusieurs questions sont etudiees par M L George

L'experimentateur recueille d'abord le contenu stomacal au moyen du siphon de Fauche modifie par Deboves, et il est inutile d'ajouter que cette operation est faite un grand nombre de fois, chez un grand nombre de personnes, et dans des circonstances diverses

Une premiere etude chimique lui demontre que l'acide chlorhydrique joue le principal rôle, que dans l'estomac, sa presence est la regle et son absence l'exception, les acides organiques, l'acide lactique surtout, n'ont qu'un role accessoire, et on doit les considerer comme des produits de fermentation, tandis que l'acide chlorhydrique est un produit de secretion de la muqueuse

Et la contre epreuve en sera faite plus tard physiologiquement, de la façon la plus peremptoire

Ce fait pose, il s'agit de determiner le *pouvoir digestif* du contenu stomacal

Pour cela on prend, soit un fragment de viande crue, soit de preference un petit cube de blanc d'œuf dur, de 5 a 6 millimetres de cote, et on l'introduit dans un tube contenant 5 centimetres cubes du liquide a examiner On ferme avec un tampon de ouate, on porte a l'etuve a temperature constante de 38° a 40°. On laisse 8 a 12 heures et l'on examine le resultat.

Si le liquide gastrique ne possede aucune puissance digestive, le cube de blanc d'œuf reste intact.

Il est au contraire, soit simplement erode dans les angles, soit dissous en partie ou en totalite, suivant l'intensite du pouvoir digerant.

Et l'on a ainsi une digestion plus ou moins legere, bonne ou excellente

Voila deja pour le clinicien une notion fort importante

Mais a quoi est dû ce pouvoir digerant? Est-ce a l'acide, et a quel acide?

Est-ce a la pepsine seule ou à son melange avec l'acide?

Pour resoudre le probleme, on fait au prealable des solutions de divers acides, depuis 0,5 jusqu'a 10 pour 1000, et dans le tube a essai, on met un cube de blanc d'œuf, et l'on porte comme precedemment a l'etuve.

Seul, c'est-a dire sans pepsine, aucun acide n'agit, le cube de blanc d'œuf reste intact.

Avec de la pepsine neutre on obtient une digestion légere, *mais seulement dans la solution d'acide chlorhydrique*

Les autres acides, lactique, tartrique, acetique, etc , ne produisent rien, ni avec la pepsine neutre, ni avec la pepsine acidifiee

Cette derniere, au contraire, ajoutee a la solution d'acide chlorhydrique, agit constamment, et *son action est proportionnee a la quantite d'acide*

Avec une solution de 0,5 à 2 pour 1000, la digestion est legere Au titre de 4 elle est moyenne, a 10 pour 1000 elle est presque complete

Augmente t-on au contraire la quantite de pepsine, la digestion diminue et peut meme cesser completement quand cette quantite est un peu forte

Voila elucide un second point fort important.

Mais que va-t-il se passer avec le contenu stomacal?

Ce contenu mis en experience dans un tube a essai, comme il a ete deja indique, on constate d'abord qu'un liquide gastrique contenant une assez forte proportion d'acide chlorhydrique *digere toujours parfaitement*

S'il en contient peu la digestion est ou incomplete ou nulle

Ajoute-t-on dans ce dernier cas 4 a 10 pour 1000 d'acide chlorhydrique, la digestion redevient parfaite

Emploie-t-on de l'acide lactique, tartrique, acetique ou tout autre, le pouvoir digerant ne change pas

L'acide chlorhydrique est donc le vrai régulateur des fonctions chimiques de l'estomac

Ainsi s'expliquent les bons effets de l'administration aux dyspeptiques de l'acide chlorhydrique dilue, administration uniquement
basee jusqu a present sur l'experience des faits

Ainsi se justifie egalement la preference qu'on doit toujours accor-
der à cet acide chaque fois qu'on donne un medicament qui demande
au prealable a etre dissous par un acide

Viennent maintenant les applications therapeutiques qui decoulent
des experiences precedentes.

Et ici nous entrerons dans quelques details, car le sujet est des
plus interessants

Les troubles digestifs d'ordre chimique dependent de trois ordres
de causes ·

1° Hyperacidite due a l'acide chlorhydrique,

2° Hyperacidite due aux acides organiques ;

3° Diminution de l'acidite du suc gastrique, par suite de l'absence
d acide chlorhydrique ou de sa presence en trop faible quantite

Dans le premier cas, on donne les alcalins, mais il faut de fortes
doses, 3 a 4 grammes de bicarbonate de soude au moins, et une assez
grande quantite de liquide

Dans la pratique, le regime lacte reussit également bien et il est
devenu classique dans le traitement de l'ulcere, maladie ou se rencontre souvent cette hyperacidite, mais ce regime a ete preconise uniquement dans le but de donner aux malades affaiblis une nourriture
riche en principe assimilable, sous un volume d'ailleurs relativement
petit et sous une forme facile a absorber — Or, son effet principal
c'est tout simplement la neutralisation de l'exces d'acide chlorhydrique,
cause des douleurs, et peut-être aussi, au moins en partie, cause de
l'ulcere lui-même Et cette neutralisation est due a la grande quantite
de matieres albuminoides contenues dans le lait, et qui exigent, pour
être digerees, beaucoup d'acide chlorhydrique

Dans l'hyperacidite par suite d'exces des acides organiques, c'est
l'acide lactique qui generalement domine, et l'acide chlorhydrique
fait defaut, et c'est cet acide lactique qui occasionne presque toujours
les regurgitations avec sensation de brûlure (pyrosis) qu'eprouvent
tant d'individus atteints de troubles gastriques

Or, le meilleur remede pour faire disparaitre l'acide lactique et les
autres acides organiques, c'est l'introduction artificielle d'acide chlorhydrique, parce qu'il empeche par sa presence le developpement des
fermentations et par consequent la production de ces acides

Et comme, en outre, il restitue au suc gastrique altere sa puissance
peptonisante, il se trouve constituer a un double titre le meilleur
traitement de ces etats morbides

Reste le cas ou l'acide chlorhydrique fait defaut ou se trouve en trop
faible quantite — Ici, naturellement, la medication est tout indiquée
il faut ajouter ce qui manque de HCl.

COMMENT RECONNAITRE

LA

NATURE DES TROUBLES GASTRIQUES

DE LA CONVALESCENCE DE LA FIEVRE TYPHOIDE

Et comment les traiter ?

Par le docteur HENRI HUCHARD, médecin a l'hôpital Bichat.

(Extrait du journal la *Revue de clinique et de thérapeutique*)

« I EXPOSE CLINIQUE — Il y a quelque temps, je voyais une malade convalescente d'une fièvre typhoïde grave et de longue durée. Depuis quinze jours, la fièvre avait completement disparu, la malade était certainement entrée en convalescence depuis cette époque, et cependant elle etait menacée par un nouveau danger celui de l'inanition Comme l'anémie etait tres accusée et que la malade n'avait plus de fièvre, il paraissait indiqué de prescrire une alimentation riche et fortifiante, composée de laitage, d'œufs, et surtout de viande Or, malgré cette alimentation, dite réparatrice (ou plutot à cause d'elle), les forces de la malade ne se reparaient pas Au contraire : des vomissements, presque incoercibles, survenaient apres chaque tentative d'alimentation, le pouls devenait de plus en plus faible, les extremites étaient froides, et la malade etait menacée de « mourir guerie, comme on le dit plaisamment, de sa fièvre typhoide ».

« C'est alors que, par le procede de Gunsburg, on put se convaincre que cette dyspepsie post-typhoidique etait due à un état d'hypochlorhydrie de la secretion gastrique.

« Quel est donc ce procede de Gunsburg, et quelles sont les indications therapeutiques a remplir dans ces dyspepsies parfois si graves des convalescences des maladies aigues ou infectieuses?

« II DIAGNOSTIC (*procedé de Gunsburg*) — Quel est le procede de Gunsburg?

« Il est assez commode pour le praticien, en ce sens qu'il dispense de l'emploi de la sonde stomacale, à laquelle tous les malades peuvent ne pas vouloir consentir Je vais l'exposer, en m'appuyant sur l'excellente descuption que M Marfan en a dernièrement donnée.

« *a*) Voici d'abord le *principe* du procedé .

« Il est necessaire de choisir une substance qui ne soit dissoute que par le suc gastrique et que l'on puisse retrouver facilement dans la salive ou dans les urines (de preference dans le premier liquide que l'on obtient plus regulierement que le second) L'iodure de potassium remplit ces trois conditions

« Celui ci est préalablement enveloppé d'un corps (la fibrine) digestible dans le liquide stomacal, et qui se digere plus ou moins vite, suivant le degré de puissance digestive du suc gastrique « Le « temps qui s'écoule entre l'ingestion de la substance ainsi prepa- « ree et l'apparition de l'iode dans la salive, permet d'apprecier le « pouvoir digestif du suc gastrique. » (Marfan)

« *b)* Voilà le principe Etudions maintenant la *technique* a l'aide de laquelle on arrive à la constatation de la richesse du suc gastrique en acide chlorhydrique

« Après avoir preparé avec un peu de gomme des pastilles de 20 à 30 centigrammes d'iodure de potassium, on introduit une de ces pastilles dans un fragment de tube en caoutchouc très mince et d'une vulcanisation très forte — pour éviter la diffusion, dit M. Marfan On affronte ensuite les deux bouts, et l'on reunit chacun d'eux avec trois fils de fibrine, préalablement conservés dans l'alcool pour leur donner plus de flexibilité Ces petits paquets se conservent aussi très bien dans la glycerine, on les extrait tous les huit jours pour les faire secher, et on les plonge dans 'a glycerine nouvelle Quand on veut s'en servir, on les sèche, soit avec du papier buvard, soit avec de l'alcool absolu, et on les enveloppe d'une capsule de gelatine à emboitement.

« Lorsqu'on veut examiner le suc gastrique, on fait faire un repas d'epreuve (un œuf, 100 grammes de pain et un verre d'eau). Une heure après, le malade avale la capsule d'iodure (capsule qui peut être faite par le pharmacien d'après ces indications).

« Or, quand le suc gastrique a sa teneur normale en HCl, la reaction de l'iode dans la salive apparait environ une heure un quart après le repas d'épreuve Quand il y a *hyperchlorhydrie*, elle apparait avant trois quarts d'heure, quand il y a *hypochlorhydrie*, une heure trois quarts ou deux heures, quand l'hypochlorhydrie est plus accusee et confine presque à l'*anachlorhydrie*, la reaction n'apparait qu'au bout de deux à quatre heures

« Les differences que l'on note pour le moment d'apparition de l'iode dans la salive tiennent seulement à la dissolution des fils de fibrine, *dissolution dont la rapidite est en raison directe de la richesse du suc gastrique en* HCl (l'experience ayant démontre que la capsule de gelatine se dissout avec une egale rapidite chez tous les sujets, quel que soit l'etat de leur suc gastrique)

« Pour rechercher l'iode dans la salive, il suffit de faire cracher une heure après le repas d'epreuve, environ tous les quarts d'heure ou toutes les demi-heures, et de placer cette salive dans des verres séparés, correspondant à chaque quart d'heure ou à chaque demi-heure de l'experience. On reconnait la présence de l'iode en additionnant la salive d'une certaine quantité d'eau amidonnee, et ensuite en versant quelques gouttes d'acide nitrique fumant La présence de l'iode est aussitôt revélee dès qu'apparait un precipite rougeâtre d'abord, puis bleu (iodure d'amidon)

« Mais, pour que l'experience soit concluante, il faut   1° que le malade ne soit pas soumis depuis quelque temps à la médication ioduree ; 2° qu'il n'ait pas pris, un peu avant ou pendant l'experience, du bicarbonate de soude.

« III INDICATIONS THÉRAPEUTIQUES ET TRAITEMENT. — Ceci dit, on peut se convaincre que, dans presque tous les etats fébriles, la secrétion de HCl est diminuee ou abolie. Encore, faut-il faire une distinction Il y a des fièvres, même à temperature assez elevee, qui sont compatibles avec un certain degre de secretion de HCl. Dans cette categorie se place la fièvre des phtisiques, et l'on remarque ainsi qu'avec un chiffre thermique assez élevé, la langue est humide et presque normale (ce qui explique la possibilité du gavage et ses succès dans ces cas) Mais il y a des fièvres qui ont pour resultat de *secher*, pour ainsi dire, toutes les sécretions, et, au nombre de celles ci, se trouve la fièvre typhoide avec sa langue seche, rôtie et fuligineuse Dans ces cas, comme Bouchard le fait remarquer, on ne peut pas dire avec Graves que le medecin alimente les fièvres, mais on doit dire qu'il nourrit les malades malgré leur etat febrile Donc, dans le cours de la fievre typhoide, il est souvent indique de suppleer, par l'administration de HCl, à la quantité de cet acide, insuffisamment sécrete par la muqueuse stomacale, et dans ces cas, l'acide chlorhydrique aura encore pour effet d'agir comme antiseptique

« Ainsi donc, par le procede de Gunsburg, vous constatez que l'hypochlorhydrie du suc gastrique, très frequente pendant le cours de la dothienenterie, se continue souvent dans la convalescence et l'anémie post-typhoidiques Il y a donc indication a combattre ces troubles digestifs et cette anemie consecutive par la medication de l'hypochlorhydrie J'ai expose cette medication a propos du traitement de la chlorose dyspeptique Il est donc inutile d'y revenir

« Ce que j'ai voulu prouver encore, c'est l'erreur des médecins qui croient bien combattre certaines anemies par des vins genereux, des viandes, des œufs, une alimentation riche en substances azotees, alors que cette alimentation est un contresens physiologique, bien capable d'augmenter encore les accidents, car il est demontre que le caractère principal de la *dyspepsie hypochlorhydrique* reside dans l'indigestibilité des viandes, des œufs, et dans la facile digestion des matieres amylacees

« Il ne faudrait pas en conclure que, pendant la convalescence de toutes les maladies aigues, il soit nécessaire de priver les malades d'un régime alimentaire fortifiant, mais dans certaines convalescences « trainantes », où la reparation des forces subit un temps d'arrêt malgre l'alimentation et une médication toniques, il convient de chercher souvent du côte de la puissance digestive de l'estomac la cause de certains accidents, il ne faut pas seulement voir ce que l'estomac des convalescents ingère, il faut voir, aussi et surtout, ce qu'il digere

« C'est ce que je crois avoir suffisamment demontre »

LE

TRAITEMENT MODERNE DES DYSPEPSIES

Par le Dr LARRIEU

Quand on lit les travaux des auteurs qui jusqu'à ces dernières annees se sont occupés des dyspepsies, on trouve des descriptions cliniques admirables, car c'etaient de grands observateurs, mais on est frappe par la multiplicite des formes admises, par l'incertitude de l'etiologie, et enfin par la confusion des traitements

C'était absolument la bouteille à encre, et il etait bien difficile au medecin de se reconnaitre dans ce dedale d'indications souvent contradictoires

Aujourd'hui que la chimie biologique est venue lui apporter un concours aussi actif qu'eclaire, la question s'est beaucoup simplifiee, et pour la plupart des medecins qui s'en sont le plus occupes récemment, cette multiplicite de symptômes se reduit à des variétés de chimisme stomacal

C'est a peine si quelques uns rattachent encore certaines formes de dyspepsies a une nevrose gastro-intestinale sans altérations chimiques.

Et cette étiologie nous parait devoir disparaitre complètement et à bref delai, sachant que, dans cent observations avec analyses completes, le professeur Hayem n'a trouvé que six cas ou le chimisme etait à peu près normal

Donc, symptômes multiples, mais se rattachant toujours ou presque toujours à une alteration chimique dans les phenomenes de la digestion. — D'où traitement chimique prépondérant

Ce qui n'exclut pas certaines médications anciennes, le plus souvent symptomatiques, et qui doivent rester à titre adjuvant, ce qui n'exclut pas non plus le regime dietetique, bien au contraire, car c'est de la nature des aliments ou boissons que depend bien souvent l'alteration chimique qu'il s'agit de combattre

Mais quelle est cette alteration ? Deux faits seulement dominent cette question de chimisme stomacal

Le suc gastrique n'est pas acide, ou il l'est trop

D'ou ces deux premières divisions, *hypoacidité* ou *hyperacidité*

Naturellement, l'hypoacidité est une, tandis que l'hyperacidité peut dependre soit de l'excès d'acide chlorhydrique, soit de l'excès des acides organiques de fermentation, lactique, acetique, butyrique, etc

Dans les hôpitaux il est facile de constater ces altérations du chimisme stomacal, en analysant le contenu de l'organe, mais dans la pratique privee, on n'a pas sous la main les réactifs et les objets nécessaires, et il est important de pouvoir baser son diagnostic sur les seules constatations chimiques

Ce n'est pas toujours absolument facile ni certain, mais voici cependant quelques signes qui le plus souvent pourront mettre sur la voie

Dans l'*hypoacidite*, l'appétit est notablement diminué, souvent nul, les digestions sont difficiles, laborieuses, et généralement incompletes Il existe en outre alternativement de la diarrhee ou de la constipation

Dans l'*hyperacidité* par excès d'acide chlorhydrique ou *hyperchlorhydrie*, l'appetit est au contraire augmente, la digestion, et surtout celle des aliments azotés, se fait bien et la constipation est la règle

Enfin, dans l'*hyperacidité* par excès des acides de fermentation, l'appétit, sans être perdu, est diminue, mais moins que dans l'hypoacidite Les digestions sont généralement mauvaises — Mais le signe pathognomonique, ce sont les eructations acides, et ce qu'on a nomme le pyrosis

Quant aux autres symptômes si nombreux, et notamment la douleur ils peuvent se montrer indifferemment dans toutes les formes de chimisme stomacal, — quoique plus ou moins accuses selon les varietés, — aussi n'avons nous pas voulu en parler, pour conserver toute leur nettete à ceux plus caractéristiques que nous avons decrits

Cet expose etait necessaire pour bien comprendre le traitement rationnel qu'on doit opposer aujourd'hui aux dyspepsies

Nous devons ajouter toutefois que MM Hayem et Winter, apres avoir adopté cette classification, ont décrit les memes phenomènes sous les noms d'*hyperpepsie* et d'*hypopepsie*, faisant rentrer à la fois sous ces denominations, d'une part, l'exagération de la sécrétion et celle du process sus fermentatif d'autre part leur diminution, et ils ont étudie, en leur appliquant des annotations algébriques ou schematiques, les sous-varietes de chimisme stomacal qui dependent des exagerations ou des diminutions qualitatives aussi bien que quantitatives.

Mais quel que soit l'interêt qui s'attache à ces travaux, nous croyons que l'autre façon de proceder est beaucoup plus simple et plus facile à assimiler, et sans vouloir nier l'utilite, au point de vue scientifique, de cette étude des sous varietes, nous pensons que dans la pratique elles convergeront suffisamment vers les types decrits pour pouvoir actuellement les negliger, notre intention n'etant d'ailleurs que de faire ressortir, pour plus de clarté, les grandes lignes de la question

C'est un gros volume en effet qu'il faudrait pour en étudier tous les details, et ceux qui voudront posseder la question tout entière en trouveront tous les elements en librairie.

Etant donne que dans presque toutes les dyspepsies, sinon dans toutes, c'est le chimisme stomacal qui joue le plus grand rôle, c'est au diagnostic de la nature de ce chimisme qu'il faudra tout d'abord s'attacher

Et en admettant que l'on se soit trompe, ce qui peut arriver aux plus habiles, si on n'a pas analyse le suc gastrique, certains cas etant fort insidieux, le diagnostic sera rapidement rectifie par la façon dont agira le traitement qu'on aura institue.

Ou il n'y aura pas d'amelioration en effet, ou il surviendra même une aggravation, et alors on prendra le contre pied du premier traitement

Si au contraire on est tombe juste, l'amelioration ne sera pas longue à venir, le plus souvent dès les premiers repas, et alors on poursuivra le traitement avec toute confiance, mais en observant avec soin si quelques-uns des symptômes ne persistent pas, ou s'il s'en montre de nouveaux, de façon à les poursuivre isolement

On comprend très bien, en effet, que même la cause principale etant combattue avec avantage, il puisse en subsister d'autres accessoires,

*

ou que primitivement les effets soient à leur tour devenus causes Telle
est par exemple la dilatation de l'estomac

Il faudra aussi, dans ces cas, rechercher avec soin si au lieu d'une
dyspepsie, ce n est point un ulcère commençant ou même un cancer,
qui au debut affectent les formes de la dyspepsie, mais ne tardent pas
cependant a avoir leurs caractères propres

Nous allons maintenant passer en revue les divers cas qui peuvent
se presenter dans la pratique, et nous elaguerons du traitement tout
ce qui est incertain ou ce qui peut faire double emploi, ne conservant
que les medications sur lesquelles on peut le mieux compter.

Hyperacidité, par excès d'acide chlorhydrique ou *hyperchlorhydrie*

C'est le cas le moins fréquent, mais celui qui se rencontre au debut
de l'ulcère simple, dont souvent peut-être cette hyperacidite es
l'unique cause.

On ne saurait donc trop l'attaquer des son debut

On ordonnait dejà, par expérience acquise, le regime lacté, mais on
le faisait empiriquement, avec la pensee de fournir aux malades une
nourriture riche en principes assimilables, sous un volume relativement faible et sous une forme facile a absorber

Ce regime continuera à être prescrit, mais on saura qu'en dehors
des motifs que nous venons de donner, il en est un autre plus important encore c'est que le lait, en raison de la grande quantite de ma-
tières albuminoides qu'il contient, exige pour être digere une forte
proportion d'acide chlorhydrique, et qu'il neutralise ainsi admirable-
ment l'excès de sa sécretion

A côte de la diète lactee se place l'emploi des alcalins à haute dose ·
bicarbonate de soude seul ou associé avec la magnesie calcinee, —
celle-ci agissant en outre contre la constipation des hyperchlorhydriques — Le meilleur mode d'administration consiste à employer
des cachets contenant chacun soit 1 gramme de bicarbonate de soude,
soit 75 centigrammes, avec autant de magnesie.

Ces cachets seront pris, un à la fin du repas, et un second une
heure et demie ou deux heures apres

Et si les douleurs persistaient, car nous avons omis de dire que c'est
surtout dans l'hyperchlorhydrie que les douleurs sont le plus frequentes
et le plus vives, on en administrerait encore un troisième, une à deux
heures plus tard.

Et chaque fois, on prendra après le cachet un demi-verre d'eau
ou de lait Donner en outre, si la magnésie ne suffit pas à entre-
tenir la liberte du ventre, ce qui est essentiel, une pilule de podo-
phylle, le soir en se couchant

Voilà le traitement le plus simple et le meilleur, celui qui peut
supprimer tous les autres.

A la diete lactee s'ajoutera peu à peu, si on ne l'a dejà continuee,
une nourriture solide, dont nous parlerons plus tard

Nous n'insistons pas davantage, ne voulant donner, comme nous
l'avons dit, que les grandes lignes du traitement, et non faire un
traite sur la dyspepsie — Chacun suppléera à nos lacunes

Hyperacidité par excès d'acides organiques

Tous les medecins savent aujourd'hui que l'acide chlorhydrique
est l'acide normal du suc gastrique, le seul qui fasse digerer, et à
cet egard il est indispensable Nos lecteurs connaissent a ce sujet

les travaux du Dr Georges, qui présentent la question sous un jour expérimental si saisissant, et auxquels nous renvoyons pour plus ample informé

Mais à côté de cet acide normal, il en existe d'autres qui se produisent toujours, en quantité plus ou moins grande, à la suite des fermentations qu'entraîne la digestion

Ce sont surtout les acides lactique, acétique et butyrique

Ceux-là ne concourent en rien à la digestion, et ils l'entravent quand, par suite de fermentations anormales ou exagérées, ils se trouvent en excès

Or, pour neutraliser ces fermentations, empêcher la production exagérée des acides organiques, et rétablir les sécrétions normales, le meilleur moyen à employer, c'est l'acide chlorhydrique dont on a donné jusqu'à trois grammes par jour, au milieu ou à la fin du repas, en le diluant dans une grande quantité d'eau

Mais il existe une façon de procéder plus rationnelle, plus physiologique, et qui atteint le même but plus rapidement, et sans être obligé d'administrer d'aussi fortes doses d'acide chlorhydrique.

C'est d'abord d'exciter la production naturelle du suc gastrique, et de donner ensuite le complément nécessaire

Le médicament qui répond le mieux à la première indication, c'est la strychnine sous les diverses formes que nous possédons : teinture de noix vomique, gouttes amères de Baume, quassine, etc

Et la seconde est remplie par l'acide chlorhydrique et la pepsine

Toutefois, la digestion terminée, il peut encore se produire des fermentations secondaires qu'on parvient à empêcher en administrant un antiseptique comme le naphtol, le bétol et de préférence encore le salol à la dose de 1 gramme dans un cachet.

Mais ce traitement multiple est difficilement suivi par les malades, auxquels il est difficile d'en faire comprendre l'importance, et qui s'embrouillent d'ailleurs avec tous ces remèdes, avec leur mode d'administration, avec le moment où chacun d'eux doit être pris Aussi a-t-on eu l'idée, de divers côtés, de créer des médicaments complexes correspondant à cette diversité d'action.

Mais si l'on en croit le Dr Georges, qui les a tous expérimentés, le résultat est loin d'avoir répondu à celui qu'on attendait

Il en est un cependant, plus récent, et qui est même né à la suite des insuccès signalés par le Dr Georges, qui paraît bien répondre au problème posé : c'est la chlorhydropeptine, dans laquelle on retrouve à la fois l'excitant nécessaire à la production du suc gastrique, et le complément indispensable d'acide chlorhydrique et de pepsine à son maximum d'action, l'ensemble s'opposant d'ailleurs à toute fermentation ultérieure

Nous en avons vu des effets très remarquables, et la facilité de son administration — une à deux cuillerées à café dans un verre de boisson habituelle au milieu et à la fin du repas — dispense le médecin et le malade de tous les ennuis d'une prescription compliquée

Hypoacidité — L'hypoacidité, qui peut aller quelquefois jusqu'à *l'anacidité*, provient uniquement de la diminution ou de l'absence d'acide chlorhydrique *hypochlorhydrie* ou *anachlorhydrie*

Or, tout ce que nous venons de dire du traitement précédent s'applique absolument à ce nouveau cas. Exciter la sécrétion du suc gastrique, et suppleer à son insuffisance. Ici egalement la chlorhydropeptine agit d'une façon remarquable, et cette double attribution en fait un moyen veritablement precieux.

Voilà les bases du traitement au point de vue du chimisme stomacal.

Nous allons voir maintenant quels sont les moyens accessoires qu'il est quelquefois utile d'employer.

Quand la douleur est très vive au moment de l'ingestion des aliments, et qu'elle persiste malgre le traitement institue, on pourra donner 1 centigr. d'extrait thébaique un quart d'heure avant le repas, de façon à anesthésier la muqueuse.

C'était le vieux moyen toujours employe, et il conserve sa valeur, mais le plus souvent il devient assez vite inutile.

Dans le cas de vomissements, c'est encore au même remede qu'on devra avoir recours.

La douleur survient-elle après le repas, l'opium ne peut plus être employe, car il entraverait la digestion, mais on possède un moyen tout aussi efficace et qui n'agit sur la digestion que d'une facon très favorable c'est l'eau chloroformee, qui est en même temps un excellent anesthesique et un antiferment puissant.

Une a deux cuillerees à café dans un peu d'eau sucree font cesser la douleur comme par enchantement.

Les eructations gazeuses, les rapports nidoreux, le pyrosis, ne devront pas se produire avec le traitement du chimisme bien applique.

S'il en survenait encore cependant, ce ne sont pas, comme autrefois, les medicaments dits absorbants auxquels il faudrait avoir recours.

Ces medicaments qui n'ont jamais rien absorbe, de l'aveu même de Chomel, quoiqu'ils fussent très employes a ce titre, n'agissaient que mecaniquement, ou comme antiseptiques faibles, ou enfin comme alcalins legers, et on sait que ces derniers poussent à la sécretion du suc gastrique.

Ce qui vaut infiniment mieux, ce sont les antiseptiques et antiferments spéciaux naphtol, salol, betol, auxquels on peut associer en proportion égale — 30 centigrammes de chaque en un cachet — le bicarbonate de soude et la magnesie calcinee.

C'est le salol ou le betol qu'on préfère aujourd'hui au naphtol, et par l'emploi très simple de ce moyen on agit contre les fermentations, et on excite en même temps la secretion normale du suc gastrique.

Voilà à peu près aujourd'hui le minimum suffisant auquel on peut reduire le traitement pharmaceutique de toutes les dyspepsies.

Mais il nous reste à examiner certains accidents qui sont consecutifs à la dyspepsie, et enfin le regime alimentaire.

Il arrive parfois que, sans souffrir de la digestion, sans dypsepsie apparente, on eprouve après le repas de la lourdeur de tête, de la somnolence, des vertiges; on ne peut supporter ni vin, ni alcool, ni tabac, et il est impossible de se livrer après le repas a aucun travail.

C'est l'ancien *vertigo a stomacho loso*, etat fort pénible qui survient particulièrement chez les surmenés, et qui tient à l'insuffisance de secrétion du suc gastrique.

Le meilleur traitement sera celui que nous avons indique a propos de l'*hypochlorhydrie*.

La dyspepsie si frequente des chlorotiques tient egalement à la même cause, nous ne pouvons, à cet egard, que renvoyer a un long article publié par M Huchard, qui nous dispense d'insister davantage

Rappelons seulement que les preparations ferrugineuses, si necessaires cependant, ne peuvent être données d'emblee, sous peine d'augmenter la dyspepsie Il faut d'abord soigner celle-ci.

Aujourd hui toutefois, on peut administrer en même temps, dès le premier jour, le phos-fer qui possede une action plutôt favorable sur la dyspepsie, parce qu'il n'a besoin, pour etre digere, de rien emprunter au suc gastrique.

Ce qui ne doit pas empêcher de soigner en même temps l'hypochlorhydrie, soit en donnant de l'acide chlorhydrique, soit en administrant de préference la chlorhydropeptine.

Dans les convalescences des maladies aigues, et notamment de la fievre typhoide, il existe aussi le plus souvent une dyspepsie par hypochlorhydrie Et si on n'y fait point attention, on voit ces convalescences s'eterniser, les malades digerant et assimilant très mal, tandis qu'un traitement approprié les remet sur pied, comme par enchantement.

Une autre conséquence très frequente de la dyspepsie, c'est la dilatation de l'estomac, qu'on ne connaissait pas autrefois, et qu'on rencontre à chaque instant aujourd'hui

Cette dilatation peut exister sans apparence de dyspepsie, et n'être decelee que par l'insomnie persistante ou tout au moins par les troubles du sommeil.

Mais si on examine l'estomac, on voit facilement par la percussion qu'il est très notablement augmente de volume, et si le malade est en pleine digestion ou qu'on lui fasse ingerer un verre de liquide, on perçoit par succussion un bruit de clapotement tout à fait caractéristique

Et ce sera egalement une verification à faire dans les divers cas de dyspepsie, surtout ceux qui sont accompagnes de phenomenes neurastheniques

C'est une maladie qui survient chez les surmenes, les nerveux, les gros mangeurs, ou ceux qui mangent trop vite et sans mastiquer suffisamment les aliments.

Et elle peut exister avec toutes les varietes de chimisme stomacal, et reclamer, avec le régime, le traitement qui leur convient et que nous avons dejà indique, et en outre une medication genérale dont nous parlerons tout à l'heure

Nous n'avons plus qu'à indiquer le regime, et nous avons preféré en faire un chapitre à part, parce que pour toutes les dyspepsies il existe un fond commun, et que les differences ne portent que sur des points secondaires

L'indication capitale, dans tous les cas, c'est d'ingerer le plus de substances nutritives et digestives, sous le plus petit volume possible

Il faut se rappeler, en effet, qu'on se nourrit bien plus de ce qu'on digère que de ce que l'on ingère, et en outre, que l'alimentation est absolument necessaire, sous peine de voir les dyspeptiques s'affaiblir, s'anemier, et devenir aptes à contracter une foule de maladies.

On a trop exageré, et precisement dans ces derniers temps, le regime diététique, et beaucoup d'excellents praticiens, qui s'etaient tout d'abord emballes à ce sujet, commencent à en revenir

Le choix des aliments a été egalement trop limité, trop exclusif. Le

dyspeptique, qui trop souvent deja n'a pas grand appetit, voit naitre
un degoût insurmontable en face du petit nombre d'aliments toujours
les mêmes qu'on lui permet

La petite quantite et le choix des boissons autorisees sont egalement
un supplice insupportable, surtout quand on va jusqu'à ne permettre
que de l'eau pure ou legèrement coupee de cognac, ou bien un peu
de thé très leger, sans compter qu'il se produit une deshydratation de
l'economie qui peut être dangereuse

Il y a d'ailleurs une erreur physiologique dans cette diminution
excessive des boissons, diminution qu'on a surtout exagéree dans la
dilatation de l'estomac

Les liquides, en effet, ne sejournent que très peu dans cet organe,
et d'apres Mathias Duval, ils passeraient même de suite dans l'intestin
par un pertuis special Il n'est donc pas possible de croire à leur
influence nocive

Mais ce qui est absolument vrai, c'est que les repas doivent toujours
être reguliers et peu nombreux — trois par jour — et qu'il ne faut
rien prendre dans l'intervalle

On doit, en outre, manger très lentement et bien mastiquer les ali
ments Dans certains cas même, et spécialement chez les enfants, il
est utile de les diviser mecaniquement, et on fait actuellement de tres
petites presses très commodes, qui reduisent en purée toutes les viandes,
ainsi que les legumes cuits

On doit eviter les aliments gras et ceux qui sont avec raison réputés
indigestes la viande de porc et ses derives, les foies gras, les poissons
gras, les légumes fibreux, champignons, choux, navets, salsifis, les
féculents non reduits en puree, les truffes, les fruits crus et enfin le
pain frais ou peu cuit

Les autres viandes ou poissons, ainsi que les œufs, pourront être
apprêtes comme d'habitude, mais peu epices, les légumes seront mis
en purée, les fruits en compote, et le pain sera grillé ou tout au moins
très cuit ou rassis.

Comme boisson, le vin blanc leger et coupe d'eau, de preference au
vin rouge, et on peut permettre après le repas un peu de the ou de
cafe leger et bien chaud, mais pas d'eau-de-vie ni de liqueurs

Dans l'hyperchlorhydrie, les viandes se digèrent bien, de même que
les aliments albuminoides, on devra en être un peu plus sobre, au
contraire, dans les autres variétés de chimisme, et les viandes froides
ainsi que les poissons, les œufs, les purees de legumes, devront entrer
pour une bonne part dans le régime.

Quant au lait, nous avons vu qu'il convient à merveille egalement
dans l'hyperchlorhydrie. Il est moins bon dans l'hypoacidite, et il ne
vaut rien dans l'hyperacidité par excès d'acides organiques Dans cette
dernière variété, il faut egalement éviter tous les aliments sujets à
fermentation, les féculents, le sucre, les graisses, et c'est ici surtout
que le vin doit être pris à très petite dose.

Dans la dilatation de l'estomac, on adoptera le régime qui convient
au chimisme concomitant Et dans le cas d'insomnie, on fera un très
bon repas à midi, et on sera un peu plus sobre le soir.

Cette insomnie très souvent rebelle, et dans laquelle les hypno-
tiques les plus variés n'ont aucune action, est d'ailleurs le plus souvent
sous la dépendance d'un etat neurasthenique général. Et l'hydrothe-
rapie, les douches ecossaises notamment, c'est-à-dire la douche tres

chaude, 40 à 45 degres, alternant avec la douche froide très courte, cinq a dix secondes, donnera de très bons resultats La douche chaude prolongee une à deux minutes, et non répetée, mais suivie de la douche froide tres courte, pourra être également employee, le premier procédé ne convenant pas à tout le monde Les frictions sèches au gant de crin seront aussi employees avec avantage

Un bon moyen egalement, au point de vue de l'insomnie qui existe dans la dilatation de l'estomac, c'est de prendre en se couchant un cachet contenant 1 gramme de salol, et ensuite un demi-verre d'eau, de façon a empêcher les fermentations qui pourraient se produire pendant la nuit

Tel est le traitement moderne des dyspepsies expose dans ses grandes lignes ; au point de vue de la pratique, les indications que nous avons donnees seront le plus souvent très suffisantes, mais si l'on veut étudier tous les détails que nous avons dû volontairement omettre, il faudra, comme nous l'avons dit, se procurer les travaux assez nombreux qui ont été publies recemment.

Extrait d'une leçon clinique de M HUCHARD

« I *Expose clinique* — Une chlorotique est dyspeptique. Elle l'est par le fait de la chlorose, le plus souvent, quelquefois par le fait d'une medication ou d'une hygiene mal comprises, tres rarement elle est dyspeptique avant d etre chloiotique (ce qui prouve l'erreur de ceux qui ont voulu et qui voudraient mettre encore la chlorose sous la dependance etiologique d'un etat gastrique) — Le fer est le medicament presque specifique de la chlorose. Vous etes donc amenes a ordonner les ferrugineux de toutes sortes, des vins genereux, du vin de quinquina à outrance (ce vin de quinquina dont medecins et malades abusent, quoiqu'il soit si souvent coupable, par cet abus, de gastralgies et de doubles dyspepsies) Vous prescrivez encore une alimentation riche en substances azotees, vous « bourrez » vos malades de viandes, quoique trop souvent l'estomac de ces chloroliques soit incapable de les digerer Aussi, malgre tous les ferrugineux, malgre les vins les plus genereux (trop genereux !) malgie cette riche alimentation, votie chlorotique deperit, son anemie fait chaque jour des progres, l'etat dyspeptique s'accuse davantage Pourquoi ? C'est parce que votre tactique medicamenteuse a fait fausse route.

« Dans ces conditions, quelles sont les indications therapeutiques, et comment les resoudre ?

« Pour poser utilement ces indications et les résoudre, il faut d'abord savoir en quoi consiste la dyspepsie des chlorotiques.

« Celle-ci est caiacterisee par la lenteur des digestions, la tension et la pesanteur epigastriques apres le repas, par la flatulence, des acces gastralgiques, l'anoiexie, *l'appétence pour les acides*, le *dégout pour la viande* et son indigestibilite, par des nausees et même parfois par des vomissements alimentaires, par un etat d'atonie du tube gastro-intestinal, par la distension gazeuze ou dilatation de l'estomac (celle-ci etant l'effet et jamais la cause de l'etat chlorotique), par la constipation opiniatre, et enfin, par des troubles fonctionnels vers le cerveau (cephalalgie ou cephalee, vertiges, lassitudes matinales), vers le systeme circulatoire (palpitations, lipothymies, refroidissement des extremites), etc , etc

« Ces symptòmes — surtout ceux de l'appetence pour les acides, de l'indigestibilite des viandes et des œufs et de la digestion facile des matieres amylacees — sont *ceux de la dyspepsie par hypochlorhydrie*. Ils sont assez nets, assez precis, pour qu'il soit inutile de contrôler le fait par l'analyse du suc gastrique, analyse parfois difficile pour les praticiens, a laquelle ne se pretent pas volontiers tous les malades, meme avec le nouveau procede de Gunsburg, qui rend inutile l'emploi de la sonde Du reste, il est etabli par les recherches de Ritter et Hirsch, de Cahn et Mering, de Hufler, et aussi par celles de Hayem, que la dyspepsie des chlorotiques est presque toujours d'ordre hypochlorhydrique « Dans la chlorose, l'acidite totale du suc gastrique est « presque nulle, les reactions de HCl font presque defaut »

« La dyspepsie hyperchlorhydrique, c'est-a-dire celle qui est due a la secretion exageree ou continue de HCl dans l'estomac, est chose extremement rare dans la chlorose, on peut même affirmer qu'elle n'existe pas, au moins dans la chlorose dyspeptique, et quand on a dit que l'ulcere de l'estomac — consequence frequente ou habituelle de l'hyperchlorhydrie — s observe souvent chez les chlorotiques, on a commis une erreur clinique, parce qu'on a pris l'effet pour la cause, parce qu'on a confondu la chlorose avec l'anemie, laquelle est symptomatique de l'*ulcus rotundum*, enfin parce qu'on a confondu les hematemeses hysteriques ou supplementaires des regles avec les gastrorragies de l'ulcere gastrique Mais, il ne faut pas s'y tromper, il y a, chez les chlorotiques dyspeptiques, des *fausses* hyperchlorhydries, des *hyperacidites* gastriques par fermentation, avec production d'acides organiques, hyperacidites qu il ne faudrait pas confondre avec l'hyperchlorhydrie, par secretion exageree de HCl C'est peut-être pour cette raison que Riegel a constate une legere hyperacidite du suc gastrique chez quelques chlorotiques.

« II *Indications therapeutiques et traitement.* — L'indication decoule naturellement de cet expose clinique Puisque la dyspepsie des chlorotiques est surtout caracterisee par la secretion amoindrie de HCl (hypochlorhydrie), le but de la therapeutique doit être celui-ci rendre au suc gastrique la quantite de HCl qui lui manque, et prescrire un regime alimentaire approprie a cet etat hypochlorhydrique

« Voila l'indication therapeutique posee On la resoudra par le traitement suivant ·

« 1° Supprimer le vin pur, et surtout le vin de quinquina, les bieres fortes, les boissons alcooliques, les œufs, et faire manger de la viande avec moderation , au besoin, la supprimer completement jusqu'au retablissement des fonctions digestives Supprimer les diners en ville, les soirees, les exercices prolonges, les longues promenades

« Prescrire une alimentation composee, pour les boissons, de laitage, et si le lait est mal supporte, d eau pure, additionnee ou non, aux repas, d'une cuilleree a cafe d'eau-de-vie, ou de the leger pendant les repas (les boissons chaudes, theiformes, ayant pour propriete d'augmenter la secretion du suc gastrique et de l'acide chlorhydrique) — L'alimentation sera composée de laitage, de potages au lait, de quelques œufs, de purees de legumes, de poisson a chair maigre, de pain grille, de quelques viandes grillees ou roties Permettre seulement quelques promenades au grand air, au soleil, de façon a eviter toutes les fatigues

« Avant les repas, on peut prescrire quelques alcalins qui, a faible dose, augmentent l'HCl du suc gastrique, et, a haute dose, le diminuent au contraire

« Apres les repas, l'acide chlorhydrique 1 pour 100, une cuilleree à soupe, ou 4 pour 1000 un demi verre

« En outre, combattre la constipation et veiller aux fonctions cutanées par l'emploi des frictions seches ou alcoolisees

« Dans les dyspepsies par fermentation, ou pseudo chlorhydriques, chez lesquelles se produisent des hypersecretions d'acides organiques, lactique, butyrique, acetique, il faut proscrire de l'alimentation toutes les substances capables de produire le travail de fermentation feculents, sucre, lait, corps gras, et recourir encore a l'acide chlorhydrique qui empêche ces fermentations de se produire

« En outre, dans les formes dyspeptiques de la chlorose il faut bien se garder de prescrire d *emblee* les ferrugineux C'est alors du plomb dans l'estomac ! Il ne faut ordonner celler qu'apres la guerison des accidents dyspeptiques, et ceux-ci doivent encore être longtemps combattus par HCl »

Nouvelles notes à propos du traitement moderne
des dyspepsies

Voici quelques extraits d'une communication faite a la Societe medico-piatique, par le Dr Richardiere, medecin des hôpitaux.

On y verra la confirmation de ce que nous avons dit dans nos articles sur ce sujet

« Les variations dans la teneur du suc gastrique en acide chlorhydrique, verifiees par maints essais, ont permis de classer les dyspepsies en hyperchlorhydriques, hypochlorhydriques et anachlorhydriques Pendant quelque temps, on s'est borne a utiliser la notion de ces variations dans la composition du suc gastrique pour le diagnostic des gastropathies, du cancer de l'estomac et de l'ulcere simple en particulier Le moment parait venu de generaliser ces resultats et de les appliquer a l'ensemble des dyspepsies. Sans doute, l'acide chlorhydrique n est pas tout dans la digestion gastrique A cote de lui interviennent d'autres facteurs, dont il serait du plus haut interêt de connaitre egalement les variations Le but ideal serait de pouvoir classer toutes les dyspepsies chimiques en les rapportant a chacune des variations qui s'operent dans la composition du suc gastrique. Faute de pouvoir encore realiser cette analyse, nous devons nous contenter de connaître l'etat de l'estomac au point de vue de la secretion de l'acide chlorhydrique Et cela d'autant mieux que l'etat de cette secretion nous parait avoir la plus grande importance pour le traitement des dyspepsies chimiques. »

Suit un examen des diverses methodes proposees pour reconnaitre facilement les proportions d'acide chlorhydrique du suc gastrique, et notamment du procéde de Gunsburg que nous avons decrit dans notre dernier numero, et qui est celui adopte par l'auteur, comme d'ailleurs aujourd hui par tous les médecins

Apres avoir analyse un grand nombre de faits, M. Richardiere termine ainsi ·

« La conclusion qui nous parait s'imposer est que les troubles fonctionnels de l'estomac ne sont pas toujours invariablement causes par une lesion toujours la même Des affections fort peu comparables (les unes gastriques, les autres de cause generale) peuvent troubler de la meme maniere la fonction gastrique et realiser un vice de fonctionnement de l'estomac, qui se traduit tantot par un exces, tantôt par une diminution du produit secrete, le suc gastrique, qui est plus ou moins charge d'acide chlorhydrique Les résultats fournis par la reaction de Gunsburg ne permettent donc qu'une simple division de dyspepsies . en dyspepsies hyperchlorhydriques et en dyspepsies hypochlorhydriques Mais cette division nous parait des plus importantes au point de vue therapeutique. Elle nous donne, en effet, la clef du traitement local en nous permettant d'instituer une medication dont les alcalins ou l'acide chlorhydrique fourniront la base assuree A l'hyperchlorhydrie conviendront les alcalins (tels que le bicarbonate de soude, la magnesie, le sous-nitrate de bismuth) A l hypochlorhydrie conviendra l'acide chlorhydrique donne au moment de la digestion, sous forme de limonade ou sous forme de gouttes.

« Le moment ou apparait la reaction nous indique en même temps
le moment precis ou doivent être administres les alcalins ou l'acide
chlorhydrique

« Grace a cette notion, la therapeutique de l'estomac devient plus
rationnelle

« En donnant l'etat exact de la fonction chlorhydrogenique, la
reaction de Gunsburg facilite singulierement le traitement general
des affections qui reconnaissent dans leur symptomatologie un trouble
des fonctions de l'estomac

« Par la facilite de son emploi, cette reaction nous parait destinée
a rendre de reels services à la pathologie et a la therapeutique des
dyspepsies »

Ces doctrines de chimisme stomacal penetrent tellement aujour
d'hui le corps medical, que les medecins qui exercent dans les sta-
tions minerales alcalines ou vont chercher la guerison tant de dyspeptiques, se voient obliges de donner des explications nouvelles au
sujet de l'action de ces eaux

C'est ainsi que, dans une communication a la Societe d'hydrologie,
le Dr Bovet, apres avoir expose les diverses methodes de recherche
de l'acide chlorhydrique, et indique les resultats diagnostiques auxquels elles conduisent, termine en disant

« C'est en nous inspirant de ces principes, que nous avons pu nous
faire une idee de l'action preponderante exercee sur la secretion gastrique par les eaux minerales bicarbonatees calciques Des examens
comparatifs avant et apres la cure montrent que des diverses varietes
de dyspepsie, la forme *hypopeptique* (hypochlorhydrie), c'est a dire
celle dont le travail gastrique est vicie par affaiblissement de l'ele-
ment chlore, semble particulierement beneficier de la medication hy-
drominerale bicarbonatee calcique, la forme *apeptique*, celle qui
repond a une secretion par manque total d'acide chlorhydrique ou
de combinaisons chlorees, se trouverait modifiee dans le même sens
dans l'*hyperpepsie* (hyperchlorhydrie), l'effet serait nul »

M Bovet est dans le vrai, mais ses conclusions pouvaient etre de-
duites a coup sur de ce que l'on savait deja, et sans qu'il fût besoin
d'aucune recherche, seulement, la confirmation pratique d'un principe est toujours une excellente chose en quoi M Bovet a bien fait
de la rechercher

Il y a beau temps que l'on sait que les alcalins a faible dose excitent
la secretion du suc gastrique, et partant celle de l'acide chlorhydrique, et nous le rappelions dans notre dernier article

Il n'y a donc rien d'etonnant aux succes passes et qui se continue-
ront, des eaux minerales alcalines dans le traitement des dyspepsies
par *hypo* ou *anachlorydrie*, etant donnes en outre le changement de
vie et d'hygiene, l'exercice au grand air, et un air excellent, etc

Mais il n'en est pas moins vrai que ces dyspepsies, mieux con-
nues aujourd'hui, peuvent se guerir partout si on fait ce qui est
indique

Par contre, ainsi que M Bovet l'a reconnu, les hyperchlorhydries
n'eprouvent aucun soulagement. Il faudrait pour cela gorger les malades d'eau minerale, pour leur faire absorber la quantite de sel al-
calin necessaire au traitement, et ce ne serait pas sans grands inconvenients.

Seulement il doit arriver ceci . que certains hypochlorhydriques qui ne consultent aucun médecin, prennent de l'eau en exces. Il y a toujours des malades qui s'imaginent que la cure est d'autant plus énergique et rapide qu'ils boivent une plus grande quantite d'eau, et alors, au lieu de guerir, ils voient leur dyspepsie empirer

Je profite maintenant de l'occasion pour repondre a quelques lettres ecrites par des confieres a propos des traitements que j'ai indiques dans mes precedents articles

Il est certain que dans l hypochlorhydrie, comme dans l'anachlorhydrie, c'est-a-dire quand il y a diminution ou absence d'acide chlorhydrique, on peut parfaitement arriver a la guerison en fournissant, soit sous forme de gouttes, soit de liqueur ou solution titree preparee a l'avance, la quantite d'acide chlorhydrique qui manque

Mais cette quantité est quelquefois si considerable qu'elle nécessiterait, pour pouvoir être absorbee en dilution suffisante, une quantite de liquide enorme, — trois, quatre et jusqu'a six verres, — et on devrait partager les doses en les prenant au milieu, a la fin et apres le repas sans cela ce ne serait pas buvable

Or, cette quantite de liquide n'est pas sans ennuis et sans inconvenients, et de même l'enorme dose d'acide chlorhydrique.

Mais il faut en outre compter, comme le dit tres bien M Richardiere dans une citation ci-dessus, sur les autres facteurs de la digestion stomacale, quoique leur importance soit beaucoup moindre

Et ce sont precisement ces deux considerations qui donnent a la chlorhydropeptine, — dont un grand nombre de nos lecteurs nous ont confirme les succes, — une superiorite considerable sur l'acide chlorhydrique employe seul

En facilitant la secretion naturelle du suc gastrique, elle diminue la quantité d'acide chlorhydrique a fournir, de sorte qu'un verre de liquide contenant une cuilleree a cafe de medicament, et qu'on peut prendre au milieu ou a la fin du repas, suffit le plus souvent

Dans certains cas cependant, probablement des cas d'anachlorhydrie, — et le fait nous est signale par deux confreres, — on doit en prendre deux cuillerees Et alors, comme dans un seul verre la dilution serait trop acide, il convient d'en ordonner un au milieu du repas et un second a la fin Mais nous sommes encore loin de la grande quantite de liquide necessitee par l'emploi de l'acide chlorhydrique pur

Enfin, avec la chlorhydropeptine, on agit sur les autres facteurs de la digestion, ce qui est important, comme nous venons de le dire

Dans l'hyperacidite du suc gastrique par exces d'acides organiques, le traitement est exactement le même que dans l'hypochlorhydrie, ainsi que nous l'avons vu, le même egalement dans la plupart des convalescences des maladies aigues, mais ici ce n'est que de l'hypochlorhydrie, nous n'avons pas besoin d'insister

Un dernier mot a propos de dyspepsie de la chlorose Plusieurs faits nous sont signales ou il a ete necessaire d'ajouter au phos-fer que nous avions recommande, l'emploi de la chlorhydropeptine, et alors le resultat a ete excellent et tres rapide

Nous avons deja conseille cette association, et nous y insistons puisqu'elle a paru fort utile, et quelquefois même indispensable

Imp D Dumoulin et Cᵒ, a Paris